# REPRODUCCIÓN EN LA MUJER

## Fertilidad

ÁLVARO LÓPEZ SOTO

MIRIAM RUBIO CIUDAD

RAQUEL VÁZQUEZ CAMPÁ

ISBN: 1530157447
ISBN-13: 9781530157440

DEDICADO

A todas las mujeres que buscan ser madres. El camino puede ser difícil a veces, pero la recompensa supera cualquier límite.

CONTENIDO

# 1. CONCEPTOS BÁSICOS DE REPRODUCCIÓN

La especie humana tiene una reproducción de tipo sexual, que requiere del coito entre un hombre y una mujer. Durante el mismo, los espermatozoides producidos en los testículos del varón se depositan en la vagina de la mujer mediante el eyaculado. A partir de ahí, ascenderán al canal cervical y al útero para encontrarse con el óvulo producido por los ovarios de la mujer. La interacción entre ambos se conoce como fecundación y concepción. El producto resultante se implantará en la cavidad uterina, donde crecerá durante un periodo de aproximadamente 40 semanas en lo que se conoce como embarazo. Al final del embarazo, se producirá la expulsión del feto en lo que se conoce como parto.

El hombre comienza la producción de espermatozoides en los testículos al llegar a la pubertad, y se mantiene fértil prácticamente a lo largo de toda su vida. La producción de espermatozoides va a realizarse de forma constante.

El periodo fértil de la mujer es más limitado. Su aparato reproductor funciona de manera cíclica y coordinada entre los distintos elementos. En un ciclo normal, el ovario selecciona y produce un óvulo, que avanza a lo largo de la trompa uterina hasta llegar al útero. En caso de que no sea fecundado, el óvulo se expulsará junto con el epitelio descamado de la cavidad endometrial en lo que se conoce como menstruación.

El inicio de la menstruación se conoce como menarquia y sucede en la pubertad. A partir de ahí, se irán sucediendo ciclos de aproximadamente un mes de duración hasta el final de la fertilidad. En el momento en el que no se tienen más ciclos se conoce como menopausia.

## 2. CONCEPTOS BÁSICOS DE FERTILIDAD

Se conoce como fertilidad o fecundidad la capacidad de la mujer de tener hijos. La capacidad de lograr embarazos pero no lograr terminarlos se define como infertilidad. La incapacidad para lograr embarazos se define como esterilidad.

Podemos distinguir entre aquella mujer que no ha podido tener nunca hijos, que se considera como esterilidad primaria, y aquella que ha tenido en el pasado, pero no logra conseguirlos ahora, que se denomina esterilidad secundaria.

Se establece clásicamente que puede haber problemas de esterilidad cuando una pareja lleva 2 años manteniendo relaciones sexuales frecuentes y no ha logrado la gestación. Este concepto, no obstante, está cambiando debido a que uno de los principales factores de infertilidad es la edad, por lo que si se requiere esperar dos años más, las posibilidades pueden disminuir aún más. En algunos centros se acepta la definición con sólo estar un año intentando concebir.

La pérdida de un feto por encima de la semana 22 se conoce como óbito o muerte fetal, y suele estar relacionado más con causas obstétricas. La pérdida de un feto por debajo de la semana 22 se conoce como aborto. Se considera aborto de repetición a la pérdida de 3 o más embarazos, momento en el cual se suelen estudiar las razones que lo causan. No obstante, también aquí está cambiando el panorama, y hay centros que propugnan iniciar los estudios con sólo 2 abortos.

# 3. CAUSAS DE INFERTILIDAD

Una vez surgen los problemas para conseguir un embarazo, la primera pregunta que se hace la pareja es ¿por qué?. Las causas de la infertilidad son variadas, y pueden ser tanto de causa masculina como femenina. En aproximadamente la mitad de los casos, la causa de infertilidad es de ambos. Pasemos a ver las principales causas.

**Causa masculina**

Son varios los problemas que pueden causar problemas de infertilidad por parte del hombre. No obstante, en líneas generales, son de menor repercusión e más fácilmente solucionable que en el caso de la mujer.

Por parte del hombre, se requiere que en cada eyaculado haya un contenido suficiente de espermatozoides, móviles y con una morfología normal. Las causas de que no los haya puede ser debido a causas obstructivas (los espermatozoides no llegan a salir en el eyaculado) o causa de producción (no se producen suficiente o ninguna cantidad de espermatozoides).

Entre las principales etiologías, podemos mencionar las congénitas como la criptorquidia (los testículos no descienden al saco escrotal), las infecciones víricas (algunas cursan con inflamación del testículo, llamadas orquitis), causas circulatorias como el varicocele (dilatación de las venas a las que drena el testículo, lo que provoca la destrucción progresiva del mismo), etc.

También es importante mencionar la edad, las causas ambientales y las causas genéticas, que comparte con la mujer.

## Edad avanzada

Se trata de la causa más importante en las últimas décadas y la principal razón de que estén subiendo las tasas de infertilidad. Pese a que afecta a ambos miembros de la pareja, es en la mujer donde el efecto es mucho más pronunciado.

La edad fértil de una mujer se encuentra entre la menarquia y la menopausia, que en términos muy generales puede abarcar un rango de 10 - 15 años a 40 - 45 años. Ello supone unos 30 años aproximadamente de vida fértil. Hasta no hace mucho, la edad habitual para quedarse embarazada era entre los 20 y 30 años, habiendo unos cuantos casos de mujeres con hasta 35 años y ya un grupo muy reducido de más de 35 años. Sin embargo, en las últimas décadas la edad media ha ido aumentado, estando la mediana actualmente sobre los 31 - 32 años. El número de mujeres con más de 35 años que se queda embarazada se ha cuadruplicado. Y cada día es más habitual ver mujeres con más de 40 años embarazada. Eso sí, casi todas con reproducción asistida.

Las causas para una edad materna avanzada son variadas. Desde una mayor esperanza de vida hasta la incorporación de la mujer al mundo laboral o carreras profesionales más exigentes. Sea como sea, hoy en día se acepta socialmente que las madres tengan más años que antes.

Sin embargo, la biología sigue siendo la misma que antes. Una mujer con más de 30 años ha consumido más de la mitad de su vida fértil. Y ello afecta sobre todo a la calidad ovocitaria. Esto se debe a que el recuento de ovocitos se forma desde el nacimiento, solo que dichas células quedan en fase latente. A medida que pasan los años, más daño y cambios pueden tener esas células, hasta el punto de que por encima de 40 años, la gran mayoría de ellos son inservibles para concebir un embrión genéticamente normal.

Poco a poco la sociedad empieza a ser consciente del problema de la calidad ovocitaria, hasta el punto de que las clínicas de reproducción asistida ofertan la congelación de óvulos. Esto es, la mujer decide congelar una reserva de sus óvulos mientras todavía es joven, para que cuando decida ser madre unos años después pueda disponer de células suficientemente sanas.

### Causas ambientales

Existen muchas sustancias y tóxicos de la vida cotidiana que pueden tener un efecto nocivo sobre la fertilidad de una persona. El ejemplo más conocido puede ser la radiación, pero también hay una larga de lista de sustancias dañinas y mucho más habituales.

Por ejemplo, podemos incluir en la lista sustancias de consumo habitual como el alcohol, la cafeína, la marihuana, el tabaco, la cocaína, etc. También podemos encontrar la toma de medicación, que puede afectar al organismo, concretamente a las gónadas y las células sexuales. Medicación para enfermedades tan banales como el acné, por ejemplo, pueden aumentar la tasa de aborto o causar graves deformidades al feto.

Por último, otros elementos pueden influir como la calidad del aire, la comida, el estilo de vida, etc.

### Causas genéticas

Aunque son un factor mucho menos frecuente, siempre se debe considerar y descartar. Las distintas enfermedades genéticas que portamos cada individuo, aunque a veces sea de forma inactiva, pueden impedir a una pareja conseguir hijos. Es importante preguntar siempre a los pacientes sobre antecedentes en su familia sobre infertilidad, ya que en muchos casos el problema se comparte o es heredado de otros miembros de la familia.

## Causa femenina

En el caso de la mujer, las causas de infertilidad pueden ser mucho más variadas y en ocasiones más difíciles de resolver.

Para que una mujer pueda quedarse embarazada, necesita varios elementos que funcionen de forma adecuada. En primer lugar, necesita unos ovarios que ovulen. En pacientes sometidas a cirugías o que se les haya extirpado los ovarios, esto es un problema. O incluso teniendo ovarios, puede haber problemas para la ovulación. Este es el caso del ovario poliquístico, que aqueja a un porcentaje importante de nuestra población.

En segundo lugar, se requiere unas trompas uterinas permeables. La principal patología que afecta a las trompas suele ser la enfermedad pélvica inflamatoria. Se trata de infecciones que ascienden desde la vagina al aparato genital interno, inflamándolo y fibrosándolo. Pese a que se cure posteriormente, suelen quedar secuelas entre las que se puede encontrar la trompa obstruida. Otra patología que puede afectar a las trompas es el embarazo ectópico. En él la implantación se produce no en la cavidad uterina, sino en la trompa. A medida que el embrión crece, la trompa se va dilatando y puede acabar por romperse. Aún en el caso de que no se rompa y se resuelva satisfactoriamente, muchas veces queda inservible.

En tercer lugar, es necesaria una cavidad uterina en la que pueda implantarse y crecer el embrión. Existen varias malformaciones uterinas, como son los tabiques uterinos, úteros dobles, etc. que pueden suponer un problema. La presencia de miomas, más frecuente en mujeres de edad avanzada, también puede suponer un problema.

Por último, se puede incluir todo un conjunto de patologías que por distintos mecanismos también puede interferir con lograr una gestación. Es el caso por ejemplo del síndrome Antifosfolípido, que se caracteriza por enfermedades de repetición.

# 4. REPRODUCCIÓN ASISTIDA

La reproducción asistida es la parte de la medicina que se encarga de diagnosticar y tratar los problemas de fertilidad y esterilidad. Como su propio nombre indica, trata de asistir en el proceso de reproducción.

## Una especialidad en sí misma

Hasta hace pocas décadas, la reproducción asistida era una parte muy pequeña de la medicina. Se conocían varias de las enfermedades y patologías que podían causar problemas de fertilidad y esterilidad, pero realmente había muy pocos métodos para poder tratarla. No es sino en los últimos 50 años cuando la reproducción ha dado un salto cualitativo.

El anuncio en 1978 de Louise Brown como el primer "bebé probeta" de la historia supuso un hito importante en este campo científico. Al probarse la viabilidad de la fecundación in vitro, se podían tratar una gran parte de los problemas de fertilidad. Ya no era necesario que el varón produjese suficientes espermatozoides o que la mujer tuviese ciclos regulares o trompas canalizadas. Ahora bastaba con un único espermatozoide, un único óvulo y un útero donde llevarse a cabo el embarazo.

A raíz de aquello, la reproducción asistida ha cambiado hasta convertirse en una auténtica especialidad biomédica por sí misma. En ella trabajan médicos especializados en reproducción, junto a biólogos, embriólogos, genetistas, etc. Por otra parte, ha generado una industria mundial que mueve millones de euros y ha supuesto la creación de importantes centros médicos privados. La competencia entre los mismos permite un avance cada vez mayor, mejorando las tasas de éxito e investigando nuevas técnicas como el diagnóstico prenatal o el trasplante de útero.

## Capacidad actual de la reproducción asistida

Desde el punto de vista médico, la reproducción asistida ha logrado unas importantes tasas de éxito. Con tiempo y varios intentos, la gran mayoría de pacientes son capaces de lograr un embarazo. Por ejemplo, en el caso del varón, ya no es necesario obtener miles de espermatozoides, basta con uno. Y tampoco es impedimento el que no se eyacule, pues es posible realizar técnicas como la biopsia testicular y obtenerlos ahí. Incluso se están logrando gestaciones con células precursoras de los espermatozoides, las espermátidas.

## Coste económico de la reproducción asistida

Se trata de la gran contrapartida de la reproducción asistida: su coste. El precio puede variar entre centros, pero un ciclo de fecundación in vitro puede costar entre 3000 - 6000 euros. Si una pareja puede necesitar varios ciclos, además del coste de pruebas diagnósticas y posibles intervenciones, el precio puede subir más de lo que puede afrontar una pareja.

La seguridad social tiene en su cartera de servicios la reproducción asistida. No obstante, dado su alto coste, tiene unos criterios de selección muy estrictos, como puede ser el empadronamiento en la comunidad autónoma de varios años o bien no tener ningún hijo. Y, aun así, el número de ciclos también está limitado, pudiendo ser de 2 intentos o incluso solo 1.

# 5. MÉTODOS DIAGNÓSTICOS

Lo primero que se debe hacer a la hora de valorar una pareja que no logra quedarse embarazada, es hacer un estudio diagnóstico. Es decir, vamos a evaluar el estado de cada uno de los miembros de la pareja, descartar posibles etiologías y tratar de averiguar la causa que está provocando la esterilidad.

**Historia clínica**

Es una fase muy importante del diagnóstico, y no requiere más que la realización de varias preguntas. Es importante conocer toda la información que pueda estar relacionada. Esto incluye la historia médica de cada uno, historia de embarazos anteriores, hijos de cada uno de los miembros con otras parejas, historia familiar, etc. También es importante conocer el estilo de vida de la pareja, la frecuencia y tipo de relaciones.

**Exploración física**

También nos puede proporcionar mucha información y no precisa de gastos importantes. La palpación de la bolsa escrotal con el hallazgo de una criptorquidia o un varicocele, por ejemplo, puede orientarnos de forma efectiva en el diagnóstico.

**Analíticas básicas**

Podemos solicitar analíticas como hemograma, bioquímica, sedimento de orina, etc. que son fáciles de realizar y nos van a permitir descartar varias patologías o incluso encontrar hallazgos sospechosos. La presencia de espermatozoides en la orina, por ejemplo, nos puede estar hablando de una eyaculación retrógrada.

### Espermiograma

El espermiograma es la prueba diagnóstica estándar para estudiar la fertilidad masculina. Consiste en la recogida de una muestra de semen, tras unos días de abstinencia, en la cual se miden parámetros como número de espermatozoides, forma, movilidad, etc. En la gran mayoría de casos nos permite confirmar o descartar una patología masculina, lo que permitirá orientar a continuar los siguientes estudios.

### Análisis hormonal

Evaluar la función reproductora femenina requiere de más estudios. Uno de los estudios básicos es el análisis hormonal, que nos dirá si las hormonas sexuales están en niveles adecuados. Es posible que nos indiquen situaciones como la menopausia o un fallo ovárico precoz, que expliquen el motivo de la infertilidad.

Uno de los marcadores hormonales más conocidos de los últimos años es la hormona antimulleriana. Ésta se considera como un indicador fiable de la reserva ovárica, lo que nos indicará el nivel de fertilidad de la mujer.

### Ecografía

La ecografía es una prueba de imagen que tiene múltiples ventajas, entre ellas que es rápida, indolora, no invasiva y no emite radiación. Con ella podemos evaluar el estado de los órganos genitales internos, buscar patologías que pudieran estar implicadas como malformaciones uterinas, quistes ováricos, hidrosálpinx, etc.

También se suele usar como medida de la fertilidad el llamado recuento de folículos ováricos. Se trata de visualizar cada uno de los ovarios y contar el número de folículos visibles y su tamaño. Se ha visto una relación importante entre éstos y la fertilidad, así como con la hormona antimulleriana.

**Otras pruebas de imagen**

En ocasiones se puede requerir otras pruebas, como es el caso de la resonancia magnética para evaluar mejor las malformaciones uterinas. Sin embargo, son poco frecuentes, ya que la ecografía tiene una gran sensibilidad.

**Pruebas invasivas**

Podemos incluir aquí algunas pruebas como la histeroscopia, laparoscopia o histerosalpingografía. El objetivo es determinar mejor el estado de algunos órganos, como puede ser las trompas o los implantes endometriósicos. Suelen ser de uso bastante restringido, salvo que ya se sospeche una patología. En otros casos puede ser también terapéutico, como es el caso de la histeroscopia y la resección de pólipos y tabiques de la cavidad endometrial.

**Pruebas genéticas**

Por último, también se suelen hacer diversas pruebas genéticas como parte del estudio rutinario. El cariotipo suele ser una de ellas, se trata de un recuento de los cromosomas que nos permite descartar algunas anomalías mayores. A partir de ahí, se puede avanzar hacia estudios más específicos y complejos.

# 6. TÉCNICAS DE REPRODUCCIÓN ASISTIDA

Una vez estudiada a la pareja y diagnosticado los posibles problemas y patologías encontradas, es hora de aplicar un tratamiento. Según la etiología, se disponen de distintos métodos.

## Tratamientos específicos

Incluiríamos aquí una gran variedad de tratamientos que se usan para solucionar patologías concretas. Por ejemplo, el problema de infertilidad de una paciente podría estar en su útero, con presencia de tabiques, pólipos o miomas. Un tratamiento a aplicar sería la histeroscopia, que nos permitiría la escisión de estos elementos. Otro posible problema podría ser una alteración hormonal causada por un tumor productor de prolactina. En este caso, la extirpación del mismo permitiría recuperar los niveles habituales.

En ocasiones no es solo cuestiones de tratamientos médicos y quirúrgicos. Puede ser medidas tan sencillas como dejar el tabaco y otros tóxicos, perder peso, o cambiar la pauta de las relaciones sexuales.

## Inducción de la ovulación

En ocasiones, el problema puede estar en una ovulación errática o inadecuada. El ejemplo más habitual es el síndrome del ovario poliquístico, muy frecuente en la población. Mediante la administración de inductores de la ovulación, podemos conseguir que la paciente ovule y así lograr el embarazo mediante el coito normal.

## Inseminación artificial

En otras ocasiones la causa de la infertilidad es masculina, normalmente por un nivel bajo de espermatozoides o con una pobre calidad. En estos casos se puede utilizar una muestra del paciente, cultivarla y hacer una selección de los espermatozoides más aptos. Con esta muestra, se inserta una cánula a través del cuello uterino y se deposita directamente en el interior del útero. Pese a los esfuerzos, la tasa de éxito suele ser muy baja, precisando de varios intentos.

En ocasiones, el semen es de muy mala calidad y no hay presencia de espermatozoides, lo que puede requerir el uso de esperma de donante para realizar la inseminación.

## Fecundación in vitro

Se trata de la técnica más característica de la reproducción asistida, así como la más costosa y compleja.

El proceso consiste en la fecundación del óvulo y el espermatozoide en el laboratorio. Para ello, se obtiene una muestra de semen del paciente y de forma paralela se produce artificialmente una estimulación ovárica en la mujer. Una vez comprobado ecográficamente que se han estimulado el número suficiente de folículos, se capturan mediante punción ecoguiada.

Existen casos en los que no se pueden obtener suficiente número de óvulos o bien no son de buena calidad. Es entonces cuando se puede recurrir a la ovodonación, es decir, al uso de óvulos donados de forma anónima.

Una vez se tiene el material genético en el laboratorio, solo queda la fecundación del óvulo. Existe la técnica básica, en la que se incluyen en la misma placa el óvulo y varios espermatozoides, a la espera de que alguno lo fecunde; y la técnica ICSI, en aquellos casos en los que los espermatozoides son de muy baja calidad, en la cual se inyecta directamente el espermatozoide dentro del óvulo.

Tras la fecundación y la obtención de embriones, estos se clasificarán según su distinta calidad y se almacenarán. Cuando la mujer decida iniciar la transferencia, se preparará la cavidad uterina mediante hormonas y se realizará la transferencia.

Como hemos visto, es un proceso que requiere de varias etapas, así como de distintas preparaciones hormonales y de al menos dos procedimientos invasivos como son la punción ecoguiada y la transferencia embrionaria.

# 7. CUESTIONES ÉTICAS

Aunque a priori todos los intentos para que una pareja pueda tener hijos se consideren como algo positivo, surgen
pueda tener hijos se consideren como algo positivo, surgen
algunas cuestiones éticas sobre lo adecuado de realizar distintas técnicas y diagnósticos. Veremos aquí algunas de ellas.

**Embriones en la fecundación in vitro**

El sistema habitual por el que funciona la fecundación in vitro es mediante la extracción de óvulos y espermatozoides, la concepción de estos en laboratorio para formar embriones y la transferencia de uno o dos al útero de la madre. La pregunta es, ¿qué ocurre con el resto?

El resto de embriones se suele almacenar congelados, a la espera del resultado del actual ciclo. En el caso de que fallara, se pueden descongelar y transferir para un nuevo intento. También puede ocurrir que tenga éxito y que dichos embriones se guarden para un nuevo embarazo en un futuro cercano. No obstante, al final queda un gran repertorio de embriones que no se van a transferir en ningún momento. Las clínicas los almacenan congelados durante varios años y, al final, si no se van a utilizar, se destruyen.

Ello implica que, por cada embrión que acaba creciendo y desarrollándose, hay varios que son creados para ser destruidos con posterioridad. El dilema bioético es aquí similar al del aborto, ya algunas corrientes consideran que los embriones ostentan derechos como cualquier otro ser humano, incluyendo el respeto a la vida.

Una alternativa sería crear solamente el número exacto de

embriones necesarios. Sin embargo, ello dificulta el almacenaje de las células sexuales y no permite seleccionar entre una cohorte al más adecuado. Otra alternativa sería la donación de embriones, de forma que aquellos que se fueran a desechar en condiciones normales puedan ser implantados en otra paciente. Sin embargo, hay importantes trabas médico-legales en estos casos.

## Gestación múltiple

La principal complicación de la reproducción asistida es el embarazo múltiple. Dado que la transferencia de un embrión puede tener una tasa de gestación exitosa X, la transferencia de dos embriones tiene una tasa de gestación 2X, y así sucesivamente. Ello supone aumentar las posibilidades de éxito, pero también aumenta las posibilidades de que se produzca embarazos múltiples.

El embarazo múltiple se considera de alto riesgo. Tienen más riesgo de complicaciones como parto prematuro, tasa de cesáreas, hemorragia postparto, etc. Por tanto, es importante limitar su número en todo lo posible. Existe para ello regulaciones que se están aplicando como es la no transferencia de más de dos embriones, o la transferencia de un solo embrión en aquellas mujeres de menos de 35 años. Sin embargo, esta decisión no es compartida por todos los profesionales o incluso por muchas de las pacientes, que no son plenamente consciente de las complicaciones de una gestación múltiple.

## Modelos de familia

Otra de las cuestiones bioéticas es el hecho de la ruptura de los modelos tradicionales de familia. Ello incluye principalmente a las madres solteras, las parejas de mujeres, los padres de avanzada edad, etc. Existe una polémica importante sobre la idoneidad o no de este tipo de nuevas familias. En el caso de las clínicas privadas, no existen trabas para estos casos. En el caso de la seguridad social, sí que existen en cuanto a edad. En relación a las madres solteras o parejas de mujeres, ha habido conflictos médico-legales en cuanto a si debe facilitarse un tratamiento para un problema médico que se puede considerar que no existe, ya que una mujer soltera puede estar plenamente sana. Se ha apuntado que estos casos serían un tipo de esterilidad social y, por tanto, deben estar contemplados dentro de los criterios de inclusión.

**Gestación subrogada**

El conocido como vientre de alquiler, en el cual el embrión formado con material genético de una pareja es transferido al útero de una tercera persona, es una técnica que actualmente no está permitida en España. Sí que está permitida en otros países, lo que provoca que muchas parejas contraten estos vientres de alquiler para luego recoger al recién nacido y traerlo al país, no sin problemas legales.

La cuestión ética en esta técnica se relaciona con la cosificación de la mujer, ya que el uso de esta tercera persona es instrumental. Sería un problema ético similar al que se encuentra con la prostitución o la esclavitud.

www.ingramcontent.com/pod-product-compliance
Lightning Source LLC
LaVergne TN
LVHW090936230826
846093LV00006BA/236

* 9 7 8 1 5 3 0 1 5 7 4 4 0 *